BEI GRIN MACHT SICH IHR
WISSEN BEZAHLT

AF130584

- Wir veröffentlichen Ihre Hausarbeit,
  Bachelor- und Masterarbeit

- Ihr eigenes eBook und Buch -
  weltweit in allen wichtigen Shops

- Verdienen Sie an jedem Verkauf

Jetzt bei www.GRIN.com hochladen
und kostenlos publizieren

Die Gefährdung von Schülern durch die Droge Alkohol und die Möglichkeiten der Prävention an Schulen mit besonderen Bezug auf die Stadt Bremen

GRIN

Bibliografische Information der Deutschen Nationalbibliothek:

Die Deutsche Nationalbibliothek verzeichnet diese Publikation in der Deutschen Nationalbibliografie; detaillierte bibliografische Daten sind im Internet über http://dnb.d-nb.de abrufbar.

ISBN: 9783346510235
Dieses Buch ist auch als E-Book erhältlich.

Druck und Bindung: Books on Demand GmbH, Norderstedt Germany
Gedruckt auf säurefreiem Papier aus verantwortungsvollen Quellen

Das vorliegende Werk wurde sorgfältig erarbeitet. Dennoch übernehmen Autoren und Verlag für die Richtigkeit von Angaben, Hinweisen, Links und Ratschlägen sowie eventuelle Druckfehler keine Haftung.

Das Buch bei GRIN: https://www.grin.com/document/1138419

Universität Bremen

Fachbereich 11
Gesundheits- und Humanwissenschaften
Public Health

WS 06/07

Die Gefährdung von Schülern durch die Droge Alkohol und die Möglichkeiten der Prävention an Schulen mit besonderen Bezug auf die Stadt Bremen

28.02.2007

Inhaltsverzeichnis

1. Einleitung

Wenn man im Freundes- und Bekanntenkreis die Frage stellt, welche Droge wohl die größte Gefährdung für unsere Kinder und Jugendliche darstellt, so lautet die Antwort meist Cannabis oder „Gras", wie es im Volksmund oft genannt wird. Tatsächlich aber ist Alkohol die Droge Nr.1 und das auch schon bei Schülern und jungen Erwachsenen. Das Einstiegsalter in den Alkoholkonsum liegt in Deutschland bei unter 14 Jahre. Uns bewegt die Frage, wie es kommt, dass bereits so junge Menschen dem Alkohol zusprechen, welche Vorraussetzungen müssen gegeben sein, damit Kinder überhaupt erst auf die Idee kommen, Alkohol zu probieren? Und wie müssten Schritte aussehen um diese Altersgruppe effektiv vor dem schädlichen Gebrauch dieser Droge zu bewahren?

Diese Hausarbeit beschäftigt sich mit dem Thema der Suchtprävention an bundesweiten Schulen im direkten Vergleich mit bereits bestehenden Systemen in Bremen. Hauptsächliche Bestandteile sind die Gründe, weshalb Jugendliche zur Sucht neigen und besonders gefährdet sind, wie auch entsprechende Maßnahmen, um bereits im Gebiet der Primärprävention Kompetenzen zu bilden.

Einleitend in das Thema wird ein leichter Überblick gewährt um eine grundlegende Basis zum Verständnis des Themas zu schaffen. Im folgenden Abschnitt gehen wir darauf ein, warum grade Jugendliche besonders anfällig und gefährdet sind. Der vierte Teil beschäftigt sich mit dem Setting „Schule" und weshalb es grade hier sinnvoll erscheint Prävention zu betreiben, wie diese aussieht und eventuelle Aussichten. Im weiteren Verlauf der Arbeit gehen wir verstärkt auf das Land Bremen ein, wo chronologisch über den Bereich der Suchtprävention in Bremen und dortiger Einrichtungen und Vereine aufgeklärt wird.

Im Fazit diskutieren wir unsere Erkenntnisse und ziehen unser Resümee über die aufgeführten Programme.

2. Grundlagen

Wie wollen in diesem Abschnitt über den geschichtlichen Hintergrund des Alkoholismus und auch der Suchtprävention, die Folgen eines übermäßigen Konsums, wie auch die Verbreitung in den Altersgruppen. Ziel ist es eine kleine, grundlegende Basis zu schaffen und darüber aufzuklären, warum grade Alkohol eine große Gefährdung für Jugendliche darstellt.

2.1 Der geschichtliche Hintergrund des Alkoholismus

„Er trank von dem Weine, ward berauscht und lag entblößt in seinem Zelte" (Gen.9, 21)

Im Alten Testament der Bibel wird bereits beschrieben, wie Noah sich am Wein seines Weinberges berauscht. Lange Zeit war der Konsum von Alkohol jedoch ein Privileg der höheren Schichten. Bier und Wein wurden als Getränk, Opfergabe und Genussmittel geschätzt, aber auch die Möglichkeit des Missbrauchs war bekannt. Trunkenheit war im Rahmen kultischer Handlungen bekannt, im Alltag jedoch nicht akzeptiert (vgl. DHS Info 2004, S.2). Schon in früher Zeit kommt es zu Mahnungen an die Jugend, sich nicht dem Trinken hinzugeben, z.B. durch Platon, der in seinen „Gesetzen" fordert, dass Menschen unter 18 Jahren überhaupt keinen Wein trinken sollten (Feuerlein zitiert nach Watzl, Singer 2005, S.6).

Zu Beginn des 19. Jahrhunderts wird in der medizinischen Literatur der Begriff der „Trunksucht" erstmalig verwendet. Das Alkoholproblem wurde zum Gegenstand der Medizin und des Gesundheitswesens (vgl. Schott 2001, S.1690).

Für das Proletariat war hochprozentiger Alkohol gar nicht erschwinglich, lediglich Bier spielte eine durchaus nicht unwichtige Rolle, zunächst als Grundnahrungsmittel, später als Universalgetränk. Erst die industrielle Produktion hochprozentiger Getränke (Branntwein) machte ihn für die arme Bevölkerung verfügbar, die durch hohen Konsum versuchten ihrem elenden Leben im Rausch zu entfliehen (vgl. DHS Info 2004, S.2).

Alkoholismus als Krankheit zu definieren, geschieht erst nach dem zweiten Weltkrieg, man beginnt zwischen Alkoholmissbrauch und Alkoholabhängigkeit zu unterscheiden. Über die gesundheitlichen Auswirkungen des übermäßigen oder gewohnheitsmäßigen Alkoholtrinkens wollen wir in einem gesonderten Kapitel eingehen uns zuvor aber der Entstehung der Prävention zuwenden.

Es ist nur schwer möglich neben dem geschichtlichen Hintergrund des Alkoholismus die Erwähnung der Suchtprävention, welche sich aus der damaligen Drogenprävention entwickelt hat, zu vermeiden. Als Folge des verstärkten Konsums und der wachsenden Verbreitung von Drogen, Mitte bis Ende der Sechziger, wurde das Problem des Substanzmissbrauches gesellschaftlich immer weiter thematisiert und die Rufe nach einer funktionierenden Drogenpolitik wurden immer lauter. Hier raus entstand 1971 das Betäubungsmittelgesetz, welches den Besitz und Gebrauch illegaler Drogen kriminalisierte. Darüber hinaus entstanden auch erste Gedanken einer Drogenprävention, die ihren Ansatz vor dem Substanzmissbrauch hat und nicht erst im bereits bestehenden Verlauf der Erkrankung einsetzt. Die Gründung der Bundeszentrale für gesundheitliche Aufklärung (im Weiteren BZgA) im Jahr 1967 bildete bereits 4 Jahre zuvor einen wichtigen Schritt in Richtung einer neuen Behandlung und eines neuen Verständnisses dieses Themas.

Besondere Einschränkungen beim Genuss von Alkohol entstanden bereits um ca. 1900 rum, da ein übermäßiger Gebrauch in Zeiten der Industrialisierung und stetig wachsenden Wirtschaft als „irrational und dysfunktional" (Sting, Blum 2003, S.14) angesehen wurde. Ein zentrales Beispiel bildet hier zum Beispiel die Alkoholprohibition in den USA, die im Dezember 1917 vom US-Kongress verabschiedet und später als Zusatz in die amerikanische Verfassung aufgenommen wurde. Hat man damals eine Abhängigkeit nur als „Laster" angesehen, so wurden die Abhängigkeit und Sucht nach geraumer Zeit als Krankheit definiert für welche auch Behandlungsmethoden entworfen werden konnten.
Nach totalitären Präventionsprogrammen im 3. Reich welche unter anderem Entmündigung des Erkrankten beinhaltete, setzte sich in Deutschland nach und nach ein Wandel der Präventionspolitik fort. Es wurden gewisse „Schutz- und Risikofaktoren" erkannt, welchen eine nicht geringe Bedeutung nach dem Wandel der Drogenprävention hin zur Suchtprävention beigemessen wird. Diese Faktoren finden sich in jedem Punkt der heutigen „Trias der Suchtursachen" wieder, welche sich auf die Droge an sich bezieht, welche „Voraussetzungen" ein Konsument mit sich bringt, damit er eine Abhängigkeit zu dieser Droge entwickelt und die Einflüsse der Umwelt, welche sich in gesellschaftliche Einflüsse und dem sozialen Nahraum unterscheiden (siehe Abb.1).

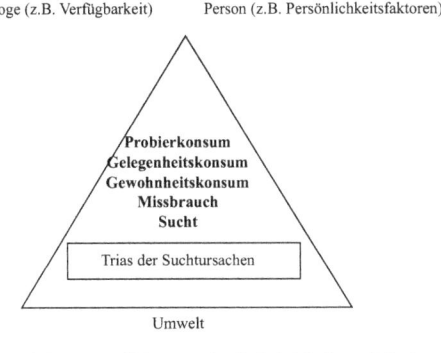

Abb.1 Trias der Suchtursachen (Sting, Blum 2003, S.35)

An Hand dieser Methode lassen sich Umstände die zu einem Konsum und einer Abhängigkeit bzw. Sucht führen leichter erkennen und definieren. Unser Augenmerk wird sich hier besonders auf Jugendliche im Alter von 12 bis 17 Jahren und die aktuell laufenden Präventionsprogramme an Bremer Schulen richten, da sie sich als ein sehr effektives und umfangreiches Setting für den Betrieb von Prävention erwiesen haben und hier Jugendliche verschiedener sozialer Schichten und Altersgruppen gleicher Maßen erreicht werden.

2.2.Alkoholismus und die gesundheitlichen Auswirkungen bei Alkoholmissbrauch

Chronischer Alkoholkonsum kann alle Lebensbereiche infiltrieren und zu zahlreichen körperlichen, seelischen und sozialen Schäden führen (Singer, Teyssen 2005, S.143). Alkoholismus ist eine Krankheit und als solche im ICD 10 (International Classification of Deseases) verankert. Es gibt für Jugendliche 3 relevante Formen des Alkoholmissbrauchs. An erster Stelle steht die akute Alkoholintoxikation, die so genannte „Alkoholvergiftung". Jeder Mensch besitzt eine unterschiedliche Toleranz dessen, was er an Alkohol vertragen kann. Manch einer zeigt schon bei geringen Blutalkoholwerten Vergiftungserscheinungen, andere erst bei hohen Werten. Eine Blutalkoholkonzentration von > 5 Promille ist aber in fast allen Fällen tödlich (Herold 2006, S.801). Eine Alkoholintoxikation lässt sich also nicht auf einen Laborparameter beschränken, sondern wird geleitet durch Verhaltensmerkmale, wie zum Beispiel: „Enthemmung, Streitbarkeit, aggressives Verhalten, Affektlabilität, Aufmerksamkeitsstörungen, Einschränkung der Urteilsfähigkeit und Beeinträchtigung der persönlichen Leistungsfähigkeit" (Remschmidt 2002, S.648). Außerdem ist mindestens ein objektiv feststellbares Anzeichen erforderlich, die Remscheidt wie folgt be-schreibt: „Gangunsicherheit, Standunsicherheit, verwaschene Sprache, Nystagmus, Be-wusstseinstörung (Somnolenz, Koma), Gesichtsrötung, konjunktivale Injektion."

Eine weitere Form ist der so genannte „schädliche Gebrauch". Er kann festgestellt werden, wenn es einen deutlichen Zusammenhang gibt zwischen Alkoholkonsum und körperlichen oder psychischen Problemen Die Gebrauchsmuster können Hinweise auf einen schädlichen Gebrauch geben, wenn sich diese Muster Beispielsweise über einen Monat hinziehen oder innerhalb eines Jahres wiederholt auftreten. Man kann den schädlichen Gebrauch definie-ren in dem man Symptome wie zum Beispiel: chronische Bauchschmerzen, Leberfunkti-onsstörungen oder sexuelle Funktionsstörungen diagnostiziert (vgl. Schmidt 2005, S.30).

Die dritte für Jugendliche relevante Form ist das Alkoholabhängigkeitssyndrom, hier müs-sen 3 oder mehr Kriterien mindestens einen Monat lang oder innerhalb von 12 Monaten wiederholt beobachtet werden. Die Abhängigkeitskriterien sind:

- „Ein starker Wunsch oder eine Art Zwang zum Konsum („craving").
- Verminderte Kontrollfähigkeit bezüglich des Beginns, der Beendigung oder Reduk-tion des Konsums.
- Nachweis einer Toleranz (um die ursprünglich durch niedrigere Dosen erreichten Wirkungen hervorzurufen, sind zunehmend höhere Dosen erforderlich; eindeutige Beispiele sind Tagesdosen, die bei Konsumenten ohne Toleranzentwicklung zu ei-ner schweren Beeinträchtigung oder sogar zum Tode führen können).
- Fortschreitende Vernachlässigung anderer Interessen zugunsten des Konsums, er-höhter Zeitaufwand um die Substanz zu beschaffen, zu konsumieren oder sich von den Folgen zu erholen.
- Anhaltender Substanzkonsum trotz Nachweises eindeutiger schädlicher Folgen, wie z.B. Leberschädigung durch exzessives Trinken, depressive Verstimmungen infolge starken Alkoholkonsums oder eine Verschlechterung der kognitiven Funk-tionen."

(Schmidt 2005, S.33)

Wenn man Alkoholmissbrauch betreibt kann dadurch fast jedes Organ im Körper geschä-digt werden. Es kommt zu einem erhöhten Krebserkrankungsrisiko im Bereich der Speise-röhre, des Dickdarms, der Leber, der Bauchspeicheldrüse und der Brust. Fast alle Alkoholiker sind gleichzeitig auch Raucher mit den entsprechenden Folgen, besonders bei den Herzkreislauferkrankungen und auch der Krebserkrankungen in der Mundhöhle (vgl. Herold 2006, S.803f).

Spricht man von den gesundheitlichen Folgen des Alkoholmissbrauchs kann man natürlich die psychosozialen Folgen des Alkoholismus nicht außer Acht lassen. Herold (2006) beschreibt diese als: Partner-/Familienkonflikte (Alkoholkrankheit = Familienkrankheit), Probleme am Arbeitsplatz, erhöhte Inzidenz von Unfällen und Gewalttaten (25% aller Arbeits- und Verkehrsunfälle unter Alkoholeinfluss), finanzielle, straf- und zivilrechtliche Probleme (z.B. wiederholter Führerscheinentzug wegen Trunkenheit am Steuer).

Obwohl die Auswirkungen des übermäßigen Alkoholkonsums in der Bevölkerung zumindest laienhaft bekannt sind, ist es doch erschreckend zu beobachten, wie viele Kinder und Jugendliche Alkohol konsumieren. Wie die genaue Verteilung in der Altersgruppe aussieht wollen wir im folgenden Kapitel eingehender betrachten.

2.3 Verbreitung von Alkoholkonsum in der Altersgruppe

Unser Augenmerk bei der Betrachtung der potentiell gefährdeten und bereits süchtigen bzw. abhängigen Schüler richtet sich auf die Altersgruppe der 12 bis 17-jährigen Schüler. Eine Betrachtung dieser Gruppe scheint sinnvoll, da Jugendliche bereits „im Alter zwischen 10 und 14 Jahre" (Alkohol Basisinformation k.J.) erste Erfahrungen mit Alkohol machen.

Es trinken mindestens einmal pro Woche:	Insgesamt	Männlich	Weiblich	Jahre 12-17	Jahre 18-25
Bier					
Jugendliche insgesamt					
1993	31	50	11	14	40
1997	26	41	10	12	37
2001	23	34	10	15	29
Jugendliche West					
1993	32	51	12	13	43
1997	28	43	11	13	37
2001	23	35	11	14	31
Jugendliche Ost					
1993	27	48	5	14	38
1997	23	35	9	8	36
2001	20	30	7	14	35
Wein					
Jugendliche insgesamt					
1993	10	9	12	4	15
1997	10	6	14	6	14
2001	9	8	11	4	13
Jugendliche West					
1993	11	10	12	3	15
1997	10	6	14	3	15
2001	8	6	10	3	12
Jugendliche Ost					
1993	10	7	14	5	15
1997	7	3	13	5	9
2001	12	12	12	5	18
Spirituosen					
Jugendliche insgesamt					
1993	7	11	3	3	10
1997	5	8	3	3	8
2001	4	6	3	3	5
Jugendliche West					
1993	6	10	2	3	8
1997	5	8	3	1	8
2001	4	5	4	3	5
Jugendliche Ost					
1993	10	16	3	3	15
1997	6	8	4	3	9
2001	4	6	2	2	5
Alkoholhaltige Mixgetränke					
Jugendliche insgesamt					
1993	10	13	7	7	12
1997	7	8	5	4	8
2001	8	10	6	6	10
Jugendliche West					
1993	8	11	7	6	11
1997	7	8	5	4	9
2001	8	10	6	6	10
Jugendliche Ost					
1993	15	19	10	10	18
1997	6	7	5	4	8
2001	8	11	5	7	8

Der erste Konsum von Jugendlichen findet meist im sozialen Umfeld statt, also entweder in der Familie, oder im engeren Freundeskreis. „Der wichtigste soziale Kontext jugendlichen Alkoholtrinkens, in dem sich entscheidet, ob und wie viel getrunken wird, ist jedoch die Gruppe der gleichaltrigen Freunde" (Hüllinghorst 2005, S.39).

Es lässt sich anhand der Tabelle in Abb.2 erkennen, dass die Zahl der Jugendlichen die einmal pro Woche Bier, Wein und Spirituosen trinken in den letzten Jahren gesunken ist, was auch für Jugendliche gilt, die mehrmals täglich oder in der Woche Alkohol zu sich nehmen. Trotzdem sollte dies nicht dazu verleiten, das Problem leichtfertig abzustempeln. Schließlich betreiben immer noch „etwa neun Prozent der 16 bis 17-jährigen Jugendlichen Alkoholmissbrauch, vier Prozent können als alkoholabhängig betrachtet werden" (Remschmidt 2002, S.648).

Abb.2

Konsum von alkoholhaltigen Getränken der 12 bis 25-jährigen in der BRD 1993 – 2001 (alle Angaben in Prozent). Hüllinghorst 2005, S.39 nach Drogenaffinitätsstudie der BZgA, Köln

Alkoholmissbrauch kann im späteren Alter zu Organschädigung, so wie psychischen und sozialen Schädigungen führen. Allerdings treffen für die Gruppe der Jugendlichen noch weitere, nicht zu verachtende Faktoren zu:

- „Rund fünf Prozent aller Todesfälle im Alter von 15 bis 29 Jahren sind direkt oder indirekt auf Alkoholkonsum zurück zu führen.

- Regelmäßiger Alkoholkonsum in jungen Jahren (vor dem 15. Lebensjahr) ist signifikantassoziiert mit einer erhöhten Rate an Verkehrsunfällen, kriminellen Delikten und Suiziden.

- Neue Trinkgewohnheiten wie das „bindge-drinking" (Rauschtrinken) erfasst bevorzugt junge Menschen, die für derartige Moden besonders anfällig sind. Dies wird auch von der Getränkeindustrie genutzt.

- Es existiert ein zunehmender Trend zu einem frühzeitigen und riskanten gemeinsamen Konsum von Alkohol, Tabak und illegalen Drogen (meist Cannabis und Ecstasy) (Bundesministerium für Gesundheit: sucht und Drogenbericht 2000; www.bmgesundheit.de/themen/drogen/drogen.htm).

- Die Werbung der Getränkeindustrie ist stark auf junge Menschen ausgerichtet und benutzt zunehmend indirekte Werbemethoden, in denen das beworbene Produkt (zum Beispiel eine Biersorte) als integraler Bestandteil des Lebensstils junger Menschen dargestellt wird.

- Nicht zuletzt entsteht durch Alkohol auch ein hoher wirtschaftlicher Schaden, der sich sowohl auf direkte Alkoholauswirkungen (zum Beispiel verschieden Erkrankungen) als auch auf indirekte (Verkehrsunfälle, kriminelle Delikte et cetera) beziehen. Nach Berechnungen in den USA belaufen sich Schäden durch alkoholbedingte Verkehrsunfälle Jugendlicher in den USA jährlich auf 18,2 Milliarden Dollar und bezüglich gewalttätiger Delikte auf 35,9 Milliarden"
(Remschmidt 2002, S.648f).

Dies soll aufzeigen, wie wichtig eine zielgerichtete Suchprävention bereits in frühen Jahren ist. Viele Jugendliche sind sich meist nicht über die langfristige Wirkung und Schädigung von Alkohol bewusst. Ebenso neigen sie grade in Gruppen durch gegenseitiges Anstacheln zum Übertreiben. Das Erlernen von Konsummethoden in der Jugend wird in unserer Gesellschaft als selbstverständlich angesehen und genau darin liegt das Problem. Viele junge Menschen denken, dass sie sich über diesen Zustand definieren müssen. Der Zustand des Rausches wird häufig als einziger Ausweg zum tristen Alltag missverstanden, was an Hand einer „Erhebung zu Alkoholabusus und Alkoholabhängigkeit in einer deutschen Bevölkerungsgruppe von 14 – 24 Jahren (…)" (Remschmidt 2002, S.649) deutlich wird. Hier wird aufgezeigt, dass rund 1,2 Prozent der 14 bis 15-jährigen, aber 11,3 Prozent der 18 bis 21-jährigen Alkoholabusus betreiben. Die Rate für die Alkoholabhängigkeit derselben Altersgruppe betrug 1,2 beziehungsweise 6,7 Prozent.

Kinder und Jugendliche begegnen in ihrer Umwelt einer Menge von Faktoren, die einen Einfluss auf ihre Einstellung zum Thema Alkohol haben. Selbstverständlich spielt hierbei zunächst die eigene Familie eine große Rolle. Kinder, deren Eltern keinen oder nur in seltenen Fällen Alkohol trinken sind weniger gefährdet später in eine Abhängigkeit zu geraten. „Kognitive Strukturen (z.b. Einstellungen zum Alkohol generell und Trinknormen) entwickeln sich schon sehr früh (ab etwa 3 Jahren)" (Feuerlein 2005, S.45). Auch die Religiosität der Familie beeinflusst die Trinkgewohnheit. So ist Alkohol in islamischen, buddhistischen und hinduistischen Kulturen nicht gestattet. Man kann also feststellen, dass es in familiärer Hinsicht protektive oder auch so genannte Schutzfaktoren gibt. Das Gleiche gilt für den Freundeskreis, da in einer Gruppe von jungen Menschen, die dem Trinken verhalten oder sogar ablehnend gegenüberstehen, der Einzelne nicht ausbrechen wird und sich gegen das gültige Verhalten stellt.

Wenn ein Kind allerdings in einer gegenteiligen Situation groß wird, kehren sich die genannten Punkte um und aus Schutz- werden Risikofaktoren. „Elterliche Toleranz bzw. Billigung starken Alkoholkonsums stehen im (korrelativen) Zusammenhang mit höherem Alkoholkonsum von Jugendlichen" (Dielmann et al. 1990/1991 zitiert nach Feuerlein 2005, S.46). Auch hier kann der kulturelle Hintergrund einen Einfluss haben. Wie zum Beispiel die Trinkgewohnheiten in manchen osteuropäischen Ländern, die Feuerlein in Bezug auf die soziokulturellen Einflüsse als „Permissiv-funktionsgestörte Kulturen" beschreibt, in denen nicht nur das normale Alkoholtrinken, sondern auch der exzessive Konsum gebilligt würde (vgl. Feuerlein 2005, S.45). Auch der Kontakt mit Gleichaltrigen, den so genannten Peergroups sind beeinflussend auf den Jugendlichen in Bezug auf den Umgang mit dem Alkohol und zwar durch" – direktes Angebot von Alkohol, indirekte Modellierung über Modellernen, Wahrnehmung des tatsächlichen Konsums der Gleichaltrigen, subjektive Vorstellung der Höhe des Konsums der Gleichaltrigen" (Feuerlein 2005, S.47). Unter dieser Vorstellung der Risikofaktoren aus dem direkten sozialen Umfeld der Schüler und dem Wissen um die hohe Prävalenz von Alkoholkonsum in der Altersgruppe möchten wir im folgenden Kapitel die Möglichkeiten der Prävention beleuchten.

4. Umfeld der Prävention

Wie schon bereits erwähnt, erleben die meisten Jugendlichen ihre ersten Erfahrungen mit Alkohol bereits in jungen Jahren. Dies führt zu der Frage, welche präventiven Maßnahmen in welchem Umfang betrieben werden müssen. Ein wichtiges Umfeld für die Umsetzung solcher Maßnahmen ist die Schule, da es sich hier um ein übersichtliches Setting handelt. Hier werden am meisten Personen aus verschiedenen Schichten und Altergruppen erreicht, also ein weites Spektrum abgedeckt, oder so scheint es auf den ersten Blick. Auf Grund dieser Annahme wurde die Suchtprävention an Schulen durch die Kultusministerkonferenz im Jahr 1990 gesetzlich verankert. Diese soll allerdings nicht ausschließlich in speziellen Unterrichtseinheiten stattfinden, sondern eher als begleitende Maßnahmen zum Schulalltag.

In den Anfängen der schulischen Suchprävention wurde allerdings noch ein großer Wert auf spezielle Unterrichtseinheiten gelegt, in denen überwiegend versucht wurde die Schüler durch Abschreckung von Konsum abzuhalten. Dies beinhaltete zum Beispiel das Zeigen von Operationen oder einem Raucherbein. Im Nachhinein wurde allerdings festgestellt, dass nach solchen Einheiten meist noch mehr Schüler konsumiert haben als zuvor, da ihr Interesse durch solches Material geweckt wurde. Laut Hurrelmann sollten sich moderne Konzepte der Suchtprävention auf legale und illegale Substanzen zugleich beziehen und sich auf drei Bereiche Konzentrieren:

- „Die mangelnde Fähigkeit, sich mit sozialen und später (in Schule und Arbeit) leistungsmäßigen Anforderungen auseinandersetzen und sie so umsetzen, dass sie Bedeutung und Sinn für die eigene Lebensgestaltung haben.
- Das Gefühl, isoliert zu sein und sozial an den Rand gedrängt zu sein, nicht die Anerkennung und soziale Integration zu erleben, die für die persönliche Entwicklung für angemessen und für notwendig gehalten wird.
- Der Hunger nach Sinngebung und Wertorientierung in einer komplexen Welt, die Sehnsucht nach Erlebnissen und tiefgehenden Erfahrungen und der Bedarf nach Glaubens- und/oder Sinngewissheit"
(Hurrelmann 2001, S.76).

11

Ebenso entstehen Überschneidungen in der Primär- und Sekundärprävention. Viele Jugendliche haben zu diesem Zeitpunkt bereits positive Erfahrungen mit Tabak oder Alkohol gesammelt, wodurch die Lehrkraft aus ihrer Sicht eine unglaubwürdige Meinung vertritt. In den letzten Jahren hat sich aber auch hier eine Wandlung in der Methodik vollzogen. Besondere Beachtung findet hier ein Testmodell von Hurrelmann. Hier wird das Augenmerk nicht auf Abschreckung, sondern auf Kompetenzbildung und Zusammenhalt im Klassenverbannt gelegt und wird „Soester Programm" genannt.

Ein weiteres, relativ neues Programm, welches aus den USA übernommen wurde heißt „Erwachsen werden" und wird von dem Verein „Lions Quest" zur Verfügung gestellt. Hier werden Lehrer mit besonderen Seminaren und Materialien für ihre Aufgaben im suchtpräventiven Bereich geschult, mit wachsendem Erfolg. Im weiteren Verlauf dieses Kapitels wird speziell auf die einzelnen Methoden und Programme eingegangen, gefolgt von einem Einblick in bestehende Systeme in Bremen.

4.1 Schulische Suchtpräventionen *damals*

In den Anfängen der schulischen Suchtprävention wurde eher Wert daraufgelegt, die Schüler durch Abschreckung auf die gesundheitlichen Risiken und Schädigungen von legalen und illegalen Drogen hinzuweisen. Dies geschah zum Beispiel durch Ansichtsmaterial von amputierten Raucherbeinen. Eingebettet wurde dieses Material in bestimmte Unterrichtseinheiten welche über die Wirkungen von psychoaktiven Substanzen Aufklären sollten. Doch grade „in der Spanne zwischen dem zwölften und dem achtzehnten Lebensjahr, können durch abschreckend aufbereitete Informationen (…) paradoxe Neugiereffekte und Trotzreaktionen entstehen" (Hurrelmann 2001, S.77). Als Folge dessen, konsumierten nach solchen Einheiten meist mehr Schüler Drogen als zuvor. Auf Grund dessen wurde gegen Ende der 80er Jahre in Deutschland versucht, diese Komponenten durch ein neues Konzept zu ersetzen und zu ergänzen.

4.2 Schulische Suchtpräventionen *heute*

Die heutige Suchtprävention lässt sich in einem unspezifischen und drogenspezifischen Anteil unterscheiden, wobei der Unspezifische grade im frühen Alter überwiegt. Prävention findet heute bereits in der Grundschule statt, hier werden durch begleitende Übungen wie Sitzkreise, Entspannungsübungen, Bewegungsspiele, Fantasiereisen, Interaktionsspiele oder auch Diskussionsrunden soziale Kompetenzen gebildet und auch gefördert.

Diese Maßnahmen beugen nicht nur dem Drogenkonsum, sondern auch wirken auch präventiv im „Bezug auf Gewalt, Kriminalität sowie psychosoziale und psychosomatische Störungen" (Sting, Blum 2003, S.96).

Aufgeteilt werden diese Elemente in einzelne Bausteine:

- das Erlernen und Üben des Umgangs mit Konflikten,
- das Erlernen und Üben des Umgangs mit Anspannung und Stress,
- das Wahrnehmen und Ausdrücken von Gefühlen,
- die Entwicklung von Selbstsicherheit und Selbstwertgefühl,
- das Erlernen, bewusst Entscheidungen zu treffen,
- die Entwicklung kommunikativer Kompetenzen,
- die Förderung von Aktivität, Neugier, Kreativität und Experimentierfreude und
- die Arbeit an Sinnorientierung.

Bei der Betrachtung dieser Bausteine sieht man, dass sich die angestrebten Bemühungen auch mit den Vorstellungen von Hurrelmann gleichen und den Aufgeführten Problemen entgegenwirken sollen. „Oft bedarf es zur Prävention nicht großer Programme, sondern lediglich der Herstellung der pädagogischen Normalität in einer Schule" (Rauscher 2000 zitiert nach Sting, Blum 2003, S.97). Diese Methoden richten sich nach dem Ansatz der Lebenskompetenzförderung (life skills), welcher bereits in den 80er Jahren in den USA entwickelt wurde. Hier wird Wert daraufgelegt, dass bei den Schülern gewisse Schutzfaktoren im Rahmen von Kompetenzen gebildet werden um den Jugendlichen eine differenzierte Auseinandersetzung mit Drogen und deren Konsum zu ermöglichen. Besondere Schulungen für Lehrkräfte um mit den Anforderungen einer solchen Prävention gerecht zu werden, bietet die Gesellschaft Lions-Quest an.

4.2.1 Lions Quest – „Erwachsen werden"

Lions-Quest ist ein Zusammenschluss des *Lions-Club International* und der non-profit Gesellschaft *Quest International*, wobei hier die Finanzierung und Schirmherrschaft beim Lions-Club liegt und das pädagogische Konzept und die Ausbildung der Lehrkräfte in der Verantwortung von Quest fällt. Bereits Mitte der 80er wurde dieses Programm unter dem Namen „Skills for Adolescence" in den USA eingeführt und richtete sich an Schüler im Alter von 10 bis 15 Jahre. „Entspannung, Aktivierungs- und Rollenspiele, Gruppenarbeit und Bildnerisches Gestalten sind tragende Elemente des Programms" (Stiftung Warentest 2001, S.6). Eine Gruppe deutscher Lehrer wurde 1991 bei einem Studienaufenthalt auf das Programm aufmerksam und gliederten nach ihrer Rückkehr die verwendeten Materialien in ihren Unterricht ein. Nach Bildung eines Arbeitskreises wurde dann das erstellte Schüler-material 1994/1995 in sechs Schulen in Nordrhein-Westfalen getestet. Laut Lions-Quest Deutschland e.V. wurden bis heute 33.500 Lehrkräfte in 1350 Seminaren geschult und immer noch ein wachsender Bedarf besteht. Im Zentrum steht die Bildung sozialer Kompetenzen bei jungen Menschen in der Sekundarstufe I. Ziele sind hier Förderung des Selbstvertrauens, Kontakte zum sozialen Umfeld zu fördern und zu stärken und Konflikte bzw. Probleme einschätzen um entsprechenden Lösungen zu erarbeiten. Das zur Verfügung gestellte Programm unterscheidet sich in 7 Teile:

„1. Teil: Ich und (meine) neue Gruppe
Der erste Teil beschäftigt sich mit Fragen der eigenen Person: Wer bin ich? Wer sind die anderen? Wie gehen wir miteinander um? Welche Bedeutung hat die Gruppe und wie beeinflusst sie mich? Diese Themen schaffen die Grundlage für eine vertrauensvolle und konstruktive Lernatmosphäre und damit für die gemeinsame Arbeit mit den weiteren Teilen des Programms. Als Angebot sind Themen eingefügt, die helfen können, die begonnene bzw. bevorstehende Lebensphase der Pubertät besser zu verstehen und zu bewältigen.

2. Teil: Stärkung des Selbstvertrauens
Ein angemessenes realistisches Selbstvertrauen ist für die Entwicklung der Kinder und Jugendlichen von zentraler Bedeutung. Was ist eigentlich Selbstvertrauen? Worauf

gründet sich mein Selbstvertrauen? Wie kann ich mein eigenes oder auch das Selbstvertrauen anderer stärken? Mit diesen Fragen beschäftigen sich die Themen des zweiten Teils. Sich der eigenen Fähigkeiten und Stärken bewusst werden, diese auch einzusetzen und dafür Anerkennung zu bekommen, fördert die Ausbildung eines gesunden Selbstvertrauens.

3. Teil: Mit Gefühlen umgehen

„Ich verstehe mich und meine Gefühle besser." Die Kinder und Jugendlichen werden in der Fähigkeit gefördert, eigene Gefühle wahr und ernst zu nehmen, sie zu akzeptieren, auszudrücken und als etwas zu begreifen, das ihnen bei der Entwicklung ihrer Persönlichkeit hilft. Ein wichtiges Thema in diesem Teil ist auch der Umgang mit belastenden Situationen.

4. Teil: Die Beziehung zu meinen Freunden

„Ich tue etwas für meine Freundschaften." Wie kann man echte Freundschaften aufbauen, weiterentwickeln, verbessern? Welchen Einfluss hat die Clique? Wie hält man Gruppendruck stand? Wie kann man Meinungsverschiedenheiten oder Konflikte in einer Freundschaft konstruktiv lösen? Wie geht man mit Enttäuschungen, mit einem Verlust um?

5. Teil: Mein Zuhause

Wo ist mein Zuhause? Die Zusammensetzung der Familien und das Zusammenleben haben sich in den letzten Jahrzehnten verändert.

Welche Erwartungen und Wünsche haben Kinder und Jugendliche, was empfinden sie als enttäuschend oder konfliktträchtig?

Dieser Teil regt an, die Beziehungen innerhalb des eigenen Zuhauses und in anderen Familien zu reflektieren und Schritte zur Verbesserung der Beziehungen oder zur Lösung von Konflikten zu probieren

6. Teil: Es gibt Versuchungen: Entscheide dich

„Ich treffe meine Entscheidungen." In diesem Teil geht es um das Problem der Verantwortung eigener Entscheidungen u.a. zu den Themen Lebensstil, Umgang mit dem eigenen Körper, berufliche Zukunft. Hier werden auch Informationen über Suchtmittel und Fragen des Suchtverhaltens aufgegriffen: z.B. Wirkung von Tabak, Alkohol, illegalen Drogen, die Rolle der Werbung und der Medien, Vermeidung von Suchtverhalten.

7. Teil: Ich weiß, was ich will

„Ich weiß, was ich will." Kinder und Jugendliche haben viele Träume und Hoffnungen, was sie einmal in ihrem Leben erreichen möchten. Doch damit ihre Träume und Hoffnungen Realität werden können, müssen sie sich Ziele setzen und sich auf den Weg machen. Mit Überlegung, Anstrengung, Geduld und Selbstdisziplin lässt sich Vieles erreichen. Der letzte Teil von „Erwachsen werden" vermittelt Hilfen zu diesem Weg.

Die Teile des Programms bilden ein Angebot für ein vollständiges, fächerübergreifendes Curriculum, das außerdem noch zahlreiche Anlässe bietet, Elternhaus und soziales Umfeld der Kinder und Jugendlichen einzubeziehen" (http://www.lions-quest.de 08.01.2007).

Dadurch, dass das „Programm die Stärken und Qualitäten der Jugendlichen hervorhebt, fördert es des Selbstwertgefühls, Solidarität und Kommunikationsfähigkeit, lasst sie Ziele und Wünsche aktiver angehen" (Stiftung Warentest 2001, S.6). Ebenso fördert ein gutes Klassenklima den Effekt.

4.2.2 Soester Programm in Nordrhein-Westfalen

Das so genannte Soester Programm wurde von Klaus Hurrelmann und dem Landesinstitut für Schule und Weiterbildung (LIS) in Nordrhein-Westfalen Anfang der 90er Jahre entwickelt und hatte bereits schon 1995 eine Anlauf und Testphase in 32 Schulenklassen in Bielefeld und 33 weiteren in Leipzig, wo das Material kostenlos and dortige Schulen verteilt wurde. Dieses Konzept richtet stark nach Hurrelmanns Vorstellungen, wie eine moderne Suchtprävention in der Neuzeit auszusehen hat und „ist exakt auf deutsche Verhältnisse zugeschnitten" (Stiftung Warentest 2001, S.3). Es richtet sich nach 3 Eckpfeilern:

- „Auf der Ebene spezieller suchtpräventiver Faktoren steht die Stärkung allgemeiner Bewältigungsfertigkeiten wie Konfliktfähigkeit, soziale Kompetenz und eine positive Selbsteinschätzung.
- Auf Ebene spezieller suchtpräventiver Faktoren steht die Stärkung der Widerstandsfähigkeit gegen Gruppendruck und eine hohe Selbstwirksamkeitswartung im Mittelpunkt.

- Auf der Ebene substanz- und suchtspezifischen Wissens spielt schließlich die Vermittlung sucht- und drogenbezogener Informationen eine wichtige Rolle" (Petermann et al. 1997 zitiert nach Sting, Blum 2003, S.77).

Wie auch bei „Erwachsen werden", steht hier die Stärkung der so genannten „life skills" im Mittelpunkt. „Dazu zählen etwa das Training der Selbstwahrnehmung, Förderung des sozialen Verhaltens, Entwicklung einer gesundheitsbewussten Position und die Mobilisierung von Kräften zur Selbsthilfe" (Stiftung Warentest 2001, S.4). Rollenspiele, Phantasiereisen zur Entspannung, Gruppenarbeit, Zeichnen und naturwissenschaftliche Experimente gehören zu den wesentlichen Bestandteilen dieses Programms. „Die Themen reichen vom gesunden Essen, über Stress und Entspannung, Konfliktlösung durch Kommunikation und Konsumverhalten bis zum Drogengebrauch" (Stiftung Warentest 2001, S.4).

Eine Längsschnittstudie ergab, dass in Klassen mit Gesundheitserziehung bereits nach einigen Jahren der Konsum von sucht gefährdenden Mitteln konsequent abgelehnt oder zumindest kritische eingeschätzt wurde. Ebenso „zeigte sich eine deutlich positive Wirkung auf das soziale Klassenklima" (Hurrelmann 2001, S.78).

5. Suchtmittelerfahrungen bei Bremer Schülern und jungen Erwachsenen

In diesem Kapitel stellen wird die Ergebnisse einer Befragung von Bremer Schülern zum Umgang mit Suchtmitteln dar. Hierbei beziehen wir uns im Besonderen auf die Droge Alkohol. Die Untersuchung hat im Zeitraum von April bis Juli 2005 stattgefunden und trägt den Namen: „Bremer Schulbus, Schüler und Lehrerbefragung zum Umgang mit Suchtmitteln". „Zielgruppe der Evaluation waren Schüler der 8. bis 12. Klassen der allgemeinbildenden Schulen sowie Auszubildende der 1. bis 3. Lehrjahre der beruflichen Schulen. [...] Der „Bremer Schulbus" wurde so konzipiert, dass aus den Resultaten der Sichtprobenerhebung Rückschlüsse auf die Grundgesamtheit der Schüler an allgemein- und berufsbildenden Schulen in der Stadt Bremen gezogen werden können (Repräsentativschluss)" (Brinkemeyer et al. 2005, S.3).

Da die Untersuchung zum ersten Mal durchgeführt wurde, kann man hier nur von einer Momentaufnahme sprechen, da es noch keine Vergleichsdaten gibt.

5.1 Der Stellenwert von Alkohol bei den Suchtmittelerfahrungen von Bremer Schülern

Betrachtet man die Lebensprävalenz, so geben 89,3 % aller Schülerinnen und Schüler an, bis zu ihrem 18. Lebensjahr schon Alkohol getrunken zu haben, 71,4% haben Tabak geraucht und 40,2% haben Cannabis konsumiert, die illegalen Drogen haben ansonsten nur eine sehr untergeordnete Bedeutung (vgl. Brinkemeyer et al. 2005, S.5).
In einer Gesellschaft, in der Alkohol durchaus akzeptiert ist und man auf Familienfeiern etc. oftmals zwangsläufig mit Alkohol konfrontiert wird, scheint es zunächst nicht ungewöhnlich, dass in einer Gruppe von 14 bis 18-jährigen bereits eine so hohe Lebensprävalenz vorhanden ist. Deshalb ist es sinnvoll zu ermitteln, wie im Zeitraum von 30 Tagen, der so genannten 30 Tage-Prävalenz, Alkohol getrunken wurde. Auch in diesem Zeitraum steht Alkohol an vorderster Stelle mit 73,3% der Befragten, das Rauchen lag mit 45,1 % an zweiter Stelle, Cannabis nimmt hierbei schon nur noch 15,4 % ein, was darauf hindeuten könnte, dass viele es nach einem einmaligen Versuch auch schon wieder lassen. Bereits bei den 14-jährigen Schülern haben 56,9 % innerhalb von 30 Tagen mindestens einmal Alkohol getrunken (vgl. Brinkemeyer et al. 2005, S.6). Dies ist für uns schon ein eindeutiger Hinweis, wie wichtig präventive Maßnahmen sind.

5.2 Geschlechtsspezifische Unterschiede beim Konsum von Alkohol

Das Einstiegsalter bei der ersten Erfahrung mit Alkohol zeigt keinen signifikanten Unterschied zwischen Jungen (13,5 Jahre) und Mädchen (13,4 Jahre), jedoch lässt sich in der 30 Tage- Prävalenz eine Tendenz beobachten, dahingehend, dass im Alter von 14 Jahren mehr Schülerinnen (60,3) als Schüler (53,7%) Alkohol getrunken haben. Bis zum 18. Lebensjahr gleicht sich diese Ungleichheit allerdings auch wieder an (vgl. Brinkemeyer et al. 2005, S.7). Allerdings kann man Unterschiede feststellen in welcher Häufigkeit Alkohol getrunken wird. Schüler gaben in der Befragung öfter als Schülerinnen an, mehrmals wöchentlich zu trinken und zwar in einer alarmierend hohen Zahl von 20,3%. Man spricht hier von kurzen Konsumzyklen. Bei den Schülerinnen lag der Konsumzyklus eher bei „mehrmals im Monat" bis „einmal im Monat oder weniger" (vgl. Brinkemeyer et al. 2005, S.8f).

5.3 Anteile der gefährdeten Schüler oder Schülerinnen

Wann kann man Schüler oder Schülerinnen als gefährdet ansehen? Hier muss man schauen, welche Verhaltensweisen einen Schüler in Gefahr bringen. Generell ist es natürlich so, dass jeglicher Alkoholkonsum sich schädlich auf den Jugendlichen Organismus auswirkt, denn das Gehirn ist noch nicht vollständig gereift (vgl. DHS Info 2004, S.26). „Hinzu tritt die Gefahr von Alkoholvergiftungen, da Kinder und Jugendliche noch nicht im ausreichenden Maße über körpereigene Enzyme verfügen, die zum Abbau von Alkohol notwendig sind" (Brinkemeyer et al. 2005, S.13). Es ist dann also erschreckend zu sehen, dass laut „Schulbus" - Untersuchung bis zu 13,2 % der 14-jährigen Mädchen einen „täglichen bis mehrmals wöchentlichen Konsum angeben (vgl. Brinkemeyer et al. 2005, S.13). Abgesehen von den rein organischen Auswirkungen dieses Trinkverhaltens, scheint es doch eine Gefahr zu geben, sich dem gewohnheitsmäßigen Trinken hinzugeben. Hier werden Verhaltensweisen erlernt, die sich im Erwachsenenalter schnell manifestieren können. Man muss also diese Gruppe von Jugendlichen als gefährdet bezeichnen und hier dringend präventiv tätig werden.

Jungen scheinen im Vergleich zu Mädchen keinen so frühen Start in das gewohnheitsmäßige Trinken zu haben. Im weiteren Verlauf der Befragung fällt noch ins Auge, dass die Motive, die für den Konsum von Alkohol sprechen, sehr auf die soziale Komponente hindeuten, z.B. geben 50% der Befragten an, dass sie aus Geselligkeit oder um ein besseres Gemeinschaftsgefühl zu haben, trinken. Dafür sprechen auch die nachgefragten Konsumorte die bei über 80% der Angaben im Freundeskreis und auf Partys waren.

Die vorgestellten Tatsachen legen den dringenden Schluss nahe, dass besonders in der Alkoholprävention noch viel getan werden muss. Vielleicht sollte speziell in Bezug auf diese „gesellschaftsfähige" Droge besonders geschult bzw. beschult werden. Wie diese Aufgabe in der Stadt der „Schulbus" - Untersuchung gestaltet wird, werden wir im nächsten Kapitel beleuchten.

6. Suchtprävention in Bremen

Wie und in welchem Umfang Suchtprävention in Bremer Schulen stattfindet zeigen wir in diesem Kapitel auf. Zunächst stellen wir den strukturellen Aufbau der beteiligten Institutionen dar, erläutern dann die rechtlichen Grundlagen und Bestimmungen und beschreiben abschließend die konkreten Maßnahmen.

6.1 Koordinierungsausschuss Drogen

Das oberste Gremium in Bremen, das sich mit dem Thema Drogen beschäftigt, ist der Koordinierungsausschuss „Drogen" „zusammengesetzt aus Vertretern des Senators für Arbeit, Frauen, Gesundheit, Jugend und Soziales, des Senators für Inneres und Sport, des Senators für Justiz und Verfassung, des Senators für Bildung und Wissenschaft sowie des Magistrats Bremerhaven (...)" (Bremische Bürgerschaft 2005, S.2). Der Ausschuss schlägt Maßnahmen vor, die sowohl präventiv als auch repressiv sind. Diese Maßnahmen betreffen den außerschulischen Bereich, sollten aber an dieser Stelle dennoch Erwähnung finden, da hauptsächlich in der Freizeit der Schüler Alkohol konsumiert wird. Ein Schwerpunkt wird auf die Diskotheken gesetzt, wo strengere Alterskontrollen stattfinden sollen, damit unter 16-jährige nicht eingelassen und brandweinhaltige Getränke nicht an unter 18-jährige ausgeschenkt werden. Als konkrete Maßnahme wird hier ein Schreiben an die Betreiber versendet. „Es soll besonders herausgestellt werden, dass empfindliche Bußgelder bei Zuwiderhandlung verhängt werden." (Bremische Bürgerschaft 2005, S.2). Ein weiterer Aspekt ist das so genannte „Apfelsaftgesetz". Hier ist das Gaststättengewerbe verpflichtet mindestens ein alkoholfreies Getränk günstiger aber in der gleichen Menge pro Glas zu verkaufen, wie das günstigste alkoholische. Auch auf Großveranstaltungen wird auf verschiedener Ebene die Problematik des Missbrauchs von Alkohol thematisiert, z.B. werden im Umfeld des Veranstaltungsortes die Kiosk- und Tankstellenbetreiber nochmals ausdrücklich auf die Einhaltung des Jugendschutzgesetzes durch Kontaktpolizisten hingewiesen (vgl. Bremische Bürgerschaft 2005, S.4)

6.2 Referat Suchtprävention im Landesinstitut für Schule

Dem Senator für Bildung und Wissenschaft untergeordnet ist das Landesinstitut für Schule, dem wiederum das Referat für Suchtprävention angeschlossen ist. Die Arbeitsfelder dieses Referates sind die Suchtprävention in den Schulen, die Suchtpräventive Stadtteilarbeit und die präventive Intervention bei Gefährdeten. Auf die besonderen Maßnahmen wollen wir im weiteren Verlauf noch genauer eingehen. Aus dem Referat für Suchtprävention heraus wurde der Verein ISAPP (Institut für Suchtprävention und angewandte psychologische Pädagogik) gegründet.

6.3 Institut für Suchtprävention und angewandte psychologische Pädagogik, ISAPP

Das ISAPP wurde 1994 als gemeinsames Projekt von Fachleuten in der Suchtprävention Bremen und Schleswig-Holstein ins Leben gerufen und als Verein etabliert. Sitz des Vereins ist Bremen. Der Zweck des Vereins ist die Förderung der Suchtprävention und der pädagogisch psychologischen Forschung sowie der Fort- und Weiterbildung. Das ISAPP unterstützt und begleitet zahlreiche Projekte rund um Thema Sucht, hierbei ist für unser Thema das Aktionsbündnis „Alkohohl- Verantwortung setzt die Grenze", deren Träger das ISAPP ist relevant. Ein besonderer Schwerpunkt der Arbeit ist die Förderung der Punktnüchternheit durch Öffentlichkeitsarbeit.

7. Maßnahmen der Suchtprävention in Bremen

Zu guter Letzt kommen wir zu den suchtpräventiven Maßnahmen im Stadtstaat Bremen. Nach einem Treffen und Gespräch mit der Abteilung für Prävention im Bremer LIS, war es uns möglich, einen Überblick der bestehenden Angebote zu erhalten.

7.1 Gesetzliche Regelungen und Richtlinien

Auf Bundesebene steht das Jugendschutzgesetz, dass die Abgabe und den Verzehr von Alkohol in der Öffentlichkeit regelt (Jugendschutzgesetz 2006, §9). Ebenso bundesweite

Gültigkeit hat das Gaststättengesetz, in dem das so genannte und oben bereits erwähnte Apfelsaftgesetz verankert ist (Gaststättengesetz 2006, §6), hierzu hat es im Oktober/November 2005 eine Überprüfung gegeben, die vom Koordinierungsausschuss Drogen veranlasst und von dem ISAPP e.V. und der Suchtprävention Bremen durchgeführt wurde (vgl. Landesinstitut für Schule 2006).

Im März 2001 wurde eine Richtlinie in Kraft gesetzt, die den Schulen vorgibt, wie sie sich präventiv oder repressiv in Bezug auf Suchtmittel zu verhalten haben. Kernpunkte dieser Richtlinie sind zum einen die Konzepte zur Suchtprävention, die jede Schule zu beschließen hat und zum anderen die Aufforderung an die Lehrkräfte Fortbildungen zu besuchen und aktuelle Materialien zu verwenden (vgl. Richtlinien zur Suchtprävention und zum Umgang mit Suchtmittelkonsum. Sucht und Suchtgefährdung in den Schulen im Lande Bremen 2001). In dieser Richtlinie wird auch die Zusammenarbeit mit den Eltern hervorgehoben, die auf speziellen Veranstaltungen informiert werden sollen. Des Weiteren werden Regelungen für den Suchtmittelkonsum in der schule aufgeführt, z.B. der Umgang mit Alkohol und Tabak bei schulischen Veranstaltungen, wie Schulfeste und Klassenfahrten. Abschließend geht die Richtlinie auf das Verhalten bei Drogengebrauch oder –besitz in der Schule ein. Hier wird zuerst auf die „Empfehlungen zum Umgang mit Suchtmittelkonsum und Suchtgefährdung in Bremer Schulen" (Landesinstitut für Schule) hingewiesen. Diese Empfehlungen verstehen sich als Handreichung, die in ihrem Aufbau in erster Linie auf den „Wenn-dann-Fall" ein und gibt konkrete Handlungsvorschläge. Es wird stets darauf hingewiesen, dass die Suchtprävention Bremen gerne Bereit ist Hilfestellung zu leisten und unter dem Hinweis der Schweigepflicht Gespräche anzubieten (vgl. Empfehlung zum Umgang mit Suchtmittelkonsum und Suchtgefährdung in Bremer Schulen k.J.).

7.2 Angebote der Suchtprävention am Landesinstitut für Schule

Das Referat Suchtprävention bietet eine Vielzahl von Möglichkeiten sich mit dem Thema Drogen auseinander zu setzten. Die einzelnen Maßnahmen sind auf die jeweiligen Altersstufen abgestimmt und unterscheiden sich in ihrer Ausrichtung. Während im Primarbereich noch die Stärkung der Lebenskompetenz im Vordergrund steht, wird sich ab der Sekundarstufe 1 kritische mit den jeweiligen Drogen auseinandergesetzt. „Fast alle Materialien enthalten Unterrichtseinheiten zur Förderung von Lebenskompetenzen und spezifische Einheiten zu den Themen Tabak, Alkohol, etc." (Bremische Bürgerschaft 2004). Hierzu werden dann einzelne Unterrichtseinheiten abgehalten.

Zu illegalen Drogen werden Veranstaltungen in den Räumen der Suchtprävention angeboten, die von den Klassen besucht werden, wo die Schüler in 3 bis 4-stündigen Veranstaltungen von geschulten Lehrern und ehemaligen Drogenabhängigen unterrichtet werden (Bremische Bürgerschaft 2004, S.27f). Zu den Angeboten der Abteilung gehören aber auch die individuellen Gespräche mit den Betroffenen Schülern, Eltern oder Lehrern, wie es ja auch in den oben erwähnten Richtlinien betont wird.

An den Schulen selbst gibt es Veranstaltungen zu Themen wie „Eigenständig werden" - Persönlichkeitsförderung für Kinder, dies entspricht dem life-skills-Konzept der WHO und ebenfalls darauf basierend die Persönlichkeitsförderung für Jugendliche- „Lions Quest" - Erwachsen werden. Etwa 400 Lehrer aus dem Bereich der Sekundarstufe I haben an Schulungen für „Lions Quest" teilgenommen (vgl. Bremische Bürgerschaft 2004, S.36).

Spezielle Aktionen im schulischen Bereich, die ausschließlich die Droge Alkohol behandeln gibt es in dem Sinne nicht, allerdings gibt es Aktionen und Angebote im außerschulischen Bereich. „Das Bremer Aktionsbündnis „Alkohol- Verantwortung setzt die Grenze" wurde in Kooperation zwischen der Senatorin für Arbeit, Frauen, Gesundheit, Jugend und Soziales, die auch den Vorsitz übernommen hat, und dem Landesinstitut für Schule gegründet. Das Aktionsbündnis ist ein Zusammenschluss von Behörden, dem Institut für Suchtprävention (ISAPP), anderen Einrichtungen und Betrieben sowie Einzelpersonen, die sich für die Prävention von Alkoholmissbrauch und Alkoholismus einsetzten. Zielrichtung ist dabei die Punktnüchternheit, d.h. der Verzicht von Alkohol im Kindes- und frühen Jugendalter, in der Schwangerschaft bei der Arbeit, im Straßenverkehr und im Zusammenhang mit Medikamenten" (Bremische Bürgerschaft 2004, S.33).

8. Fazit

Zum Ende unserer Arbeit stellen wir fest, dass das Problem des Alkoholismus in jungen Jahren durchaus erkannt und durch Untersuchungen hinreichend belegt ist. Das von uns gewählte Setting Schule wirkt auf den ersten Blick, wie bereits erwähnt, vielversprechend bezüglich Suchtprävention, die Wirklichkeit allerdings sieht meist anders aus. Die Methoden der Lebenskompetenzförderung stellen grade an die Lehrkräfte besondere pädagogische, wie auch gesundheitliche Herausforderungen. Zwar werden diese durch Programme wie Lions-Quest gefördert und gestärkt, doch ist es immer noch ein weiter Weg von der Schulung bis zur Umsetzung im Unterricht.

Ein weiteres Problem ist, dass Institutionen wie Schulen Erwachsenendominiert sind. Jugendliche erhalten dadurch den Eindruck, dass ihnen hier die Dogmen der (Erwachsenen-) Gesellschaft aufgezwungen werden und so nicht erkennen, dass hier nur eine einfache und schlichte Schulung statt findet um ihnen die eigene Auseinandersetzung zu erleichtern. Grade in der Zeit der Pubertät, wo eine gewisse Rebellion gegen die Älteren und Eltern stattfindet, ist dies ein nicht zu verachtendes Problem.

Des Weiteren zeigen Evaluationen ähnlicher Programme aus den USA, dass ein längerfristiger Erfolg von Programmen mit dem Lebenskompetenzansatz ausbleibt oder zumindest fraglich ist. „Den in den USA nachgewiesenen beeindruckenden Anfangserfolgen steht ein langfristiger Effektivitätsverlust gegenüber" (Franzkowiak 1996 zitiert nach Sting, Blum 2003, S.78). Grund hierfür kann die der breit gefächerte Ansatz sein, der zwar alle Schüler gleicher maßen erfasst, aber nicht bei allen den gleichen Effekt hat. So mag das eine Verfahren vielleicht gut bei jungen Mädchen wirken die noch keinen Kontakt zu Drogen hatten, aber bei Jungs der gleichen Gruppe genau den gegenteiligen Effekt haben, womit die bestehenden Programme einfach zu universell sind. Zwar gibt es Alternativen, doch sind die Langzeiterfolge auch hier eher fraglich.

Die Stadt Bremen bemüht sich generell auf die Probleme Jugendlicher im Umgang mit legalen und illegalen Drogen einzugehen. Die aufgebauten Strukturen sind ebenso nachvollziehbar, wie übersichtlich und lehnen sich inhaltlich an die allgemein gängigen von uns vorgestellten Programme an. Gerne hätten wir in diese Hausarbeit eine Evaluation der Bremischen Suchtprävention aufgeführt, doch leider war es uns trotz sorgsamer Recherche nicht möglich an Daten zu gelangen. Gespräche mit Mitarbeitern aus dem LIS und der Behörde konnten uns diesbezüglich keine Hilfestellung leisten. Lediglich einen Anfang bildet hier die in Kapitel 5 vorgestellte „Schulbus" - Untersuchung, welche aktuelle Daten auflistet und sichert und somit eine Basis für spätere Evaluationen schafft. In unseren Gesprächen konnten wir auch einen noch umfassenderen Einblick in die Arbeit des Referates für Suchtprävention gewinnen, doch leider gab es keine schriftlichen Quellen auf die wir uns hätten berufen können. Wir würden uns wünschen, dass zukünftig eine Transparenz der Leistungen in dem Bereich der Suchtprävention in Hinblick auf Kosten und Nutzen gewährleistet wird.

9. Begriffsbestimmung

<u>Intoxikation</u>: Vergiftung

<u>Prävalenz</u>: „Die Prävalenz ist ein Maß für die zu einer bestimmten Zeit in einer Definierten Population vorhandenen Krankheitsfälle" (Stark/ Guggenmoos- Holzmann 2003, S.396).

<u>Prävention</u>: „Prävention (Krankheitsverhütung, lat. Praevenire: zuvorkommen) sucht ... eine gesundheitliche Schädigung durch gezielte Aktivitäten zu verhindern, weniger wahrscheinlich zu machen oder zu verzögern" (Walter/ Schwartz et al. 2003, S. 189).

<u>Primärprävention</u>: „Verminderung der Anzahl neu auftretender Störungen und Abweichungen; Einsatz vor dem Auftreten der Auffälligkeiten" (Sting, Blum 2003, S.38f).

<u>Sekundärprävention</u>: „Maßnahmen zur Reduzierung der Erkrankungsrate oder der Verfestigung normabweichenden Verhaltens. Einsatz bei bereits erkennbaren Gefährdungen, Risiken und Abweichungen" (vgl. Sting, Blum 2003, S.38f).

<u>Tertiärprävention</u>: „Verhinderung zurückbleibender Schäden bzw. verminderter Fähigkeiten nach einer Störung am beruflichen und sozialen Leben teilzunehmen; Vermeidung von Rückfällen; Einsatz nach dem Auftreten einer Störung oder Abweichung" (Sting, Blum 2003, S.83f).

10. Quellenverzeichnis

Bremische Bürgerschaft (2004): Suchterkrankungen und ihre Vorbeugung, Drucksache 16/ 214 vom 20.04.04, Bremen

Bremische Bürgerschaft (2005): Schutz von Jugendlichen vor den Gefahren des Alkoholkonsums, Drucksache 16/ 761 vom 27.09.05, Bremen

Brinkemeyer, H. et al. (2005): Bremer Schulbus - Schüler- und Lehrerbefragung zum Umgang mit Suchtmitteln, Bremen

Der Senator für Bildung und Wissenschaft in Bremen (2001): Richtlinien zur Suchtprävention und zum Umgang mit Suchtmittelkonsum, Sucht und Suchtgefährdung in den Schulen im Lande Bremen, Bremen

DHS Info, kein Jahr: Alkohol Basisinformation, Hamm

Empfehlung zum Umgang mit Suchtmittelkonsum und Suchtgefährdung in Bremer Schulen (k.J.): Bremen

Feuerlein, W. (2005): Individuelle, soziale und epidemiologische Aspekte des Alkoholismus, in: Alkohol und Alkoholfolgekrankheiten, 2. Auflage, Heidelberg, S.42-53

Herold, G. (2006): Innere Medizin, Köln

http://www.lions-quest.de (Stand 08.01.2007)

Hüllinghorst, R. (2005): Alkholkonsum- Zahlen und Fakten, in: Alkohol und Alkoholfolgekrankheiten, 2. Auflage, Heidelberg, S. 35-41

Hurrelmann, K. (2001): Grundlagen und Ziele der Suchtprävention, in BINAD Info: Schwerpunktthema Sucht- und Drogenprävention II, Münster, S.71-79

Landesinstitut für Schule im Land Bremen (kein Jahrgang): Empfehlungen zum Umgang mit Suchtmittelkonsum und Suchtgefährdung in Bremer Schulen, Bremen

Landesinstitut für Schule im Land Bremen (2006): Überprüfung der Einhaltung des Gaststättengesetztes zur Preisgestaltung alkoholfreier Getränke in Bremen, Bremen

Remschmidt, H.(2002): Alkoholabhängigkeit bei jungen Menschen, in: Deutsches Ärzteblatt, Jg.99, Heft 12, Köln, S. B 648-653

Schmidt, L. (2005): Begriffsbestimmungen, in: Alkohol und Alkoholfolgekrankheiten, 2. Auflage, Heidelberg, S. 29-34

Schott, H. (2001): Das Alkoholproblem in der Medizingeschichte, in: Deutsches Ärzteblatt, Jg. 98, Heft 30, Köln, S. B 1687-1690

Singer, M./ Teyssen, S. (2005). Allgemeine ärztliche Aspekte bei der Erkennung der Alkoholkrankheit und alkoholassoziierter Organschäden, in: Singer/ Teyssen: Alkohol und Alkoholfolgekrankheiten, 2. Auflage, Heidelberg, S.143-147

Stark, K. und Guggenmoos- Holzmann, I. (2003): Wissenschaftliche Ergebnisse deuten und nutzen, in: Schwartz, F.W.: Das Public Health Buch- Gesundheit und Gesundheitswesen, 2.völlig neu bearbeitete und erweiterte Auflage, München und Jena

Sting, S./ Blum, C. (2003): Soziale Arbeit in der Suchtprävention, München

Stiftung Warentest (2001): Gesundheitserziehung an Schulen, Berlin

Watzl, H./ Singer, V. (2005): Alkohol und Alkoholismus: Kulturgeschichtliche Anmerkungen in: Singer/Teyssen (Hg.) Alkohol und Alkoholfolgekrankheiten, 2. Auflage, Heidelberg, S.3-11

27

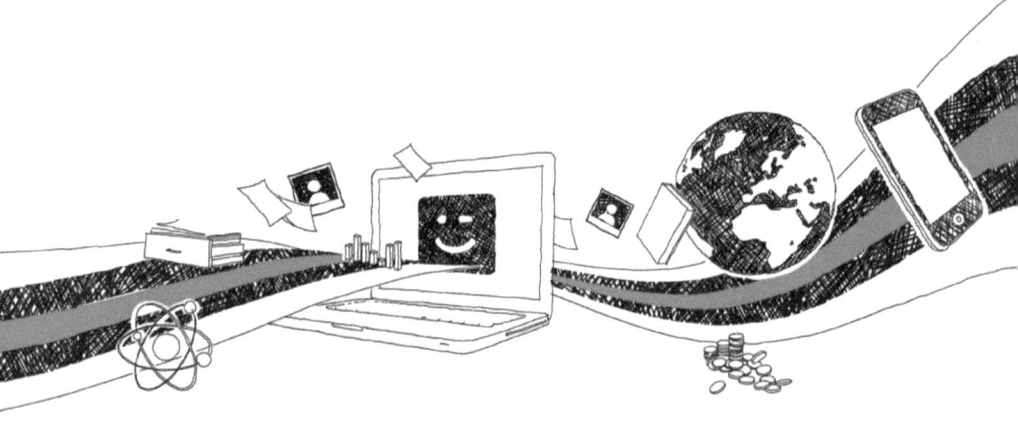
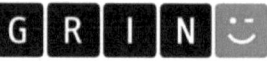